Shivam Soni
Rashmi Mishra
Sonam Thakur

MANUAL PRÁTICO DE FARMÁCIA-I

Shivam Soni
Rashmi Mishra
Sonam Thakur

MANUAL PRÁTICO DE FARMÁCIA-I

Estritamente de acordo com o programa de estudos P.C.I (R.G.P.V.) prescrito para o I Semestre de Farmácia

ScienciaScripts

Imprint
Any brand names and product names mentioned in this book are subject to trademark, brand or patent protection and are trademarks or registered trademarks of their respective holders. The use of brand names, product names, common names, trade names, product descriptions etc. even without a particular marking in this work is in no way to be construed to mean that such names may be regarded as unrestricted in respect of trademark and brand protection legislation and could thus be used by anyone.

Cover image: www.ingimage.com

This book is a translation from the original published under ISBN 978-620-7-64144-4.

Publisher:
Sciencia Scripts
is a trademark of
Dodo Books Indian Ocean Ltd. and OmniScriptum S.R.L publishing group

120 High Road, East Finchley, London, N2 9ED, United Kingdom
Str. Armeneasca 28/1, office 1, Chisinau MD-2012, Republic of Moldova, Europe
Printed at: see last page
ISBN: 978-620-7-66943-1

Copyright © Shivam Soni, Rashmi Mishra, Sonam Thakur
Copyright © 2024 Dodo Books Indian Ocean Ltd. and OmniScriptum S.R.L publishing group

MANUAL PRÁTICO DE FARMÁCIA-I

ESTRITAMENTE DE ACORDO COM O PROGRAMA DE ESTUDOS DA P.C.I (R.G.P.V.) PRESCRITO PARA O PRIMEIRO SEMESTRE DA LICENCIATURA EM FARMÁCIA

MR. SHIVAM SONI B.PHARM, M.PHARM PROFESSOR ASSISTENTE
BM COLLEGE OF PHARMACEUTICAL EDUCATION AND RESEARCH, INDORE
MADHYA PRADESH, ÍNDIA

MS. RASHMI MISHRA B.PHARM, M.PHARM PROFESSOR ASSISTENTE
KEWAL SHREE INSTITUTE OF PHARMACY, INDORE
MADHYA PRADESH, ÍNDIA

MS. SONAM THAKUR B.PHARM, M.PHARM PROFESSOR ASSISTENTE
KEWAL SHREE INSTITUTE OF PHARMACY, INDORE
MADHYA PRADESH, ÍNDIA

DEDICAÇÃO

Este livro é dedicado aos nossos pais, familiares, amigos e a Deus Todo-Poderoso

PREFÁCIO

Um manual de Farmácia Prática I foi concebido como uma introdução para iniciar os estudantes no trabalho laboratorial farmacêutico. A Farmácia I é uma ciência extremamente experimental que se baseia num quadro teórico bem estabelecido, cujas características básicas são bem conhecidas, mas que, ao mesmo tempo, estão em constante desenvolvimento. Assim, é necessário que os futuros profissionais desenvolvam uma sólida formação no laboratório o mais cedo possível, formando bons hábitos desde o início e desenvolvendo as competências essenciais para enfrentar os desafios do trabalho experimental. Estes livros práticos têm como principal objetivo orientar os estudantes de graduação e pós-graduação e ultrapassar os obstáculos que enfrentam nos aspectos práticos da Farmácia. O principal objetivo deste livro prático é apresentar a informação de uma forma lúcida e condensada para satisfazer as necessidades dos estudantes. Este livro prático tenta cobrir o programa de estudos de farmácia da maioria das universidades da Índia.

ÍNDICE

EXPERIÊNCIA N.º 1

Objeto: Preparar e apresentar o IP xarope simples.

Referências:1.JainN.K.,Sharma S.N. "A Text Book of Professional Pharmacy", Vallabh Prakshan, Nova Deli, Quinta edição 2007, p.no 86-87

2. Mehta R.M. "Dispensing Pharmacy", Vallabh Prakashan, Nova Deli, Quarta edição 2012, p.no. 101-102

3. Gaud R.S., Gupta G.D. "Practical Pharmaceutics",CBS Publisher & Distributors, PVT.LTD. New Delhi, First edition 2002, p.n 60-73

Requisitos: Material de vidro: Percolador, fonte de calor, etc.

Produtos químicos : Sacarose, Água destilada

Teoria: Os xaropes são uma solução concentrada de um açúcar misturado em água ou noutro líquido aquoso. Na terminologia médica, os xaropes medicinais ou xaropes são soluções quase saturadas de açúcar em água, nas quais se dissolvem substâncias medicinais ou medicamentos. Basicamente, trata-se de uma suspensão oral sob a forma líquida. O xarope medicinal ou xarope farmacêutico é efetivamente utilizado como veículo para os medicamentos. É normalmente utilizado como veículo aromatizado para os medicamentos. Os xaropes devem ser mantidos hermeticamente fechados num local fresco e seco após a sua utilização, a fim de os conservar. Os xaropes medicinais são muito consumidos como medicamentos para crianças, embora também existam xaropes medicinais para adultos.

Fórmula:

Ingredientes	Qtd. .dada
Sacarose	66,7gm
Água purificada qs	100 ml

Procedimento:

1. Transferir a quantidade pesada de sacarose para um erlenmeyer.

2. Adicionar uma quantidade suficiente de água.

3. A mistura é aquecida para facilitar a ação do solvente, com agitação ocasional.

.4. A mistura é deixada arrefecer e o seu volume é ajustado ao nível adequado por adição de água purificada.

5. Filtrar o xarope.

6. Armazenado num recipiente seco com o rótulo adequado.

Dose:2 a .4 ml

Armazenamento: Deve ser armazenado num frasco sem rolha e a uma temperatura relativamente baixa. 0,15% de metilparabeno pode ser utilizado como conservante.

Utilizações: Auxiliar farmacêutico como agente adoçante e utilizado como base para xaropes

Resultado: Foi preparado e apresentado um IP de xarope simples

EXPERIÊNCIA N.º 2

Objeto: Preparação e apresentação do xarope de fosfato ferroso.

Referências: 1.JainN.K., Sharma S.N. "A Text Book of Professional Pharmacy", Vallabh Prakshan , Nova Deli, Quinta edição 2007, p.no 55-56

2. Mehta R.M. "Dispensing Pharmacy", Vallabh Prakashan , New Delhi, Fourth edition 2012, p.no. 66-67

3. GaudR.S.,Gupta G.D. "Practical Pharmaceutics", CBS Publisher& Distributors, PVT.LTD. New Delhi , First edition 2002, p.no .41-.42

Requisitos: Material de vidro: Frasco cónico, pilão de almofariz, etc.

Produto químico: Sacarose, água purificada, fio de ferro, ácido fosfórico

Teoria: Os xaropes são uma solução concentrada de um açúcar misturado em água ou noutro líquido aquoso. Na terminologia médica, os xaropes medicinais ou xaropes são soluções quase saturadas de açúcar em água, nas quais se dissolvem substâncias medicinais ou medicamentos. Basicamente, trata-se de uma suspensão oral sob a forma líquida. O xarope medicinal ou xarope farmacêutico é efetivamente utilizado como veículo para os medicamentos. É normalmente utilizado como veículo aromatizado para os medicamentos. Os xaropes devem ser mantidos hermeticamente fechados num local fresco e seco após a sua utilização, a fim de os conservar. Os xaropes medicinais são muito consumidos como medicamentos para crianças, embora também existam xaropes medicinais para adultos.

Tipos de xaropes-

Xaropes aromáticos ou adjuvantes - São utilizados principalmente para melhorar o sabor de misturas salgadas, amargas ou desagradáveis.

Xaropes medicinais

São de dois tipos:

- Feito a partir de medicamentos de extração: Aqui, o extrato fluido dos respectivos medicamentos é misturado com o xarope.

Fórmula:

Ingredientes	Qtd. .dada
Fio de ferro	.4.3 g
Ácido fosfórico	.48 ml
Carbonato de cálcio	13.6 g
Bicarbonato de potássio	1.0 g
Fosfato de sódio	1.0 g
Sacarose	700 g
Água purificada	1000ml

Procedimento:

1. Misturar num pequeno balão 20 ml de ácido fosfórico com 25 ml de água purificada .
2. Adicione o fio de ferro cortado em pedaços pequenos e aqueça muito suavemente em banho-maria até dissolver.
3. Triturar o carbonato de cálcio, o bicarbonato de potássio e o fosfato de sódio

com a parte restante do ácido fosfórico e água num recipiente de grande capacidade.

.4. Adicionar à solução de fosfato de ferro.

5. Adicionar novamente a sacarose e deixar ferver durante 15 minutos, deixar arrefecer, coar e adicionar água suficiente para obter o volume necessário.

6. Filtrar o xarope e transferir para uma garrafa, rotular e dispensar.

Dose: 2 a .4 ml

Armazenamento: Deve ser armazenado num frasco com rolha solta a uma temperatura relativamente fresca.

Utilizações:

Resultado: O xarope de fosfato ferroso foi preparado e apresentado

EXPERIMENTO NO. 3

Objeto: Preparar e apresentar o xarope USP.

Referências:1.Jain N.K., Sharma S.N. "ALivro de texto of Professional Pharmacy", Vallabh Prakshan , New Delhi, Quinta edição 2007, p.no 1.4-13

2. Mehta R.M. "Dispensing Pharmacy", Vallabh Prakashan , Nova Deli, Quarta edição 2012, p.no.71-72

3. Gaud R.S., Gupta G.D. "Practical Pharmaceutics", CBS Publisher & Distributors, PVT.LTD. Nova Deli, Primeira edição 2002, p.no 60

Requisitos: Material de vidro: Percolador, copo, etc.

Produtos químicos : Sacarose, água destilada, etc.

Teoria: Os xaropes são uma solução concentrada de um açúcar misturada em água ou noutro líquido aquoso. Na terminologia médica, os xaropes medicinais ou xaropes são soluções quase saturadas de açúcar em água, nas quais se dissolvem substâncias medicinais ou medicamentos. Basicamente, trata-se de uma suspensão oral sob a forma líquida. O xarope medicinal ou xarope farmacêutico é efetivamente utilizado como veículo para os medicamentos. É normalmente utilizado como veículo aromatizado para os medicamentos. Os xaropes devem ser mantidos hermeticamente fechados num local fresco e seco após a sua utilização, a fim de os conservar. Os xaropes medicinais são muito consumidos como medicamentos para crianças, embora também existam xaropes medicinais para adultos. De acordo com a u.**s.p. (farmacopeia dos estados unidos**), o xarope simples é preparado e baseado num **processo a frio**, mas lembre-se que a **i.p. (farmacopeia indiana**) o xarope simples é baseado num **processo a quente.**

Fórmula:

Ingredientes	Qtd. .dada
Sacarose	25.5g
Água destilada qs	30 ml

Procedimento:

1. Colocar a sacarose num percolador adequado.
2. O gargalo está quase cheio de algodão solto, humedecido após a embalagem com algumas gotas de água.
3. Deixa-se passar lentamente água destilada através de um leito de sacarose cristalina acondicionada num percolador, dissolvendo-a e formando um xarope.

.4. Se necessário, passar uma parte do líquido pelo coletor para dissolver toda a sacarose. Finalmente, deixa-se passar através do algodão uma quantidade de água suficiente para perfazer o volume necessário.

Armazenamento: Armazenar num local fresco e seco e também colocar num recipiente hermético protegido da luz.

Utilizações: Auxiliar farmacêutico como agente adoçante e utilizado como base para xaropes

Resultado: o xarope USP foi preparado e apresentado

EXPERIÊNCIA N.º 4

Objeto: Preparar e apresentar o Pó para Pó.

Referências: 1.Jain N.K., Sharma S.N. "A Text Book of Professional Pharmacy", Vallabh Prakshan, Nova Deli, Quinta edição 2007, p.no 63-6.4

2. Mehta R.M. "Dispensing Pharmacy", Vallabh Prakashan , Nova Deli, Quarta edição 2012, p.no..41-.42

3. Gaud R.S., Gupta G.D. "Practical Pharmaceutics", CBS Publisher & Distributors, PVT.LTD. Nova Deli, Primeira edição 2002, p.no. 56-57

Requisitos: Material de vidro: Almofariz, **pilão,** peneira no. 85.etc.

Produto químico: talco purificado, amido, óxido de zinco e ácido salicílico.

Teoria: Os pós são misturas de medicamentos e/ou produtos químicos secos, finamente divididos, que podem destinar-se a uso interno ou externo. Os pós para pó e os pós corporais são pós, como o pó de talco ou o amido de milho, aplicados no corpo para ajudar a absorver a oleosidade e a humidade e para conferir fragrância. Os pós para pó e os pós corporais contêm ingredientes que ajudam a absorver a humidade e a suavizar a pele.

Fórmula:

Ingredientes	Qtd. .dada
Talco purificado	50.0 g
Amido em pó	25 g
Óxido de zinco	20 g
Ácido salicílico	5 g

Procedimento:

1. Todos os ingredientes em pó

2. Pesar a quantidade necessária de talco purificado, amido, óxido de zinco e ácido salicílico.

3. Misture-os por ordem crescente do seu peso.

.4. Passar o pó misturado por um peneiro n.º. 85.

5. Depois de peneirar novamente, misturar ligeiramente.

6. Transferir o pó para um recipiente com tampa de peneira para o proteger da contaminação atmosférica.

Dose:

Armazenamento: Conservar em recipiente bem fechado.

Utilizações: Adstringente, protetor e anti-sético.

Resultado: O pó de pó foi preparado e apresentado

EXPERIÊNCIA N.º 5

Objeto: Preparar e apresentar Divided Powder.

Referências: 1.Jain N.K., Sharma S.N. "ATexto Book of Professional Pharmacy", Vallabh Prakshan, Nova Deli, Quinta edição 2007, p.no 96-97

2. Mehta R.M. "Dispensing Pharmacy", Vallabh Prakashan, Nova Deli, Quarta edição 2012, p.no 31-32

3. Gaud R.S., Gupta G.D. "Practical Pharmaceutics", CBS Publisher & Distributors, PVT.LTD. Nova Deli, Primeira edição 2002, p.no. 22-23

Requisitos: Objectos de vidro: Almofariz, pilão, etc.

Produto químico: Tartarato de sódio e potássio, Bicarbonato de sódio.

Teoria: Os pós são misturas de medicamentos e/ou produtos químicos secos, finamente divididos, que podem ser destinados a uso interno ou externo. Pós divididos (Chartulae; Charts; Powder Papers) Os pós divididos ou charts são doses únicas de medicamentos em pó embalados individualmente em celofane, folha metálica ou papel. O pó dividido é uma forma de dosagem mais exacta do que o pó a granel porque o doente não está envolvido na medição da dose.

Fórmula:

Ingredientes	Qtd.dada
Tartarato de sódio e potássio	7.5 g
Bicarbonato de sódio	2.5 g
Ácido tartárico	2.5 g

Procedimento:

1. Misturar uniformemente o tartarato de sódio e potássio e o bicarbonato de sódio.

2. De igual modo, pulverizar separadamente o ácido tartárico.

3. Embrulhar duas vezes o pó utilizando um invólucro interior de papel encerado.

.4. Embrulhar os dois pós em papel de cor diferente.

5. A embalagem aos pares deve ser constituída por pó A e pó B.

Dose: Tomar um par de pó de cada vez.

Armazenamento: Tanto o bicarbonato de sódio como o ácido tartárico são higroscópicos em condições de humidade elevada, pelo que ambos os pós devem ser armazenados a baixa humidade.

Utilizações: Caldo efervescente

Resultado: O pó dividido foi preparado e apresentado

EXPERIÊNCIA N.º 6

Objeto: Preparação e apresentação de Granulado Efervescente.

Referências: 1. Mehta R.M. "Dispensing Pharmacy", Vallabh Prakashan, Nova Deli, Quarta edição 2012, p.no.17-18

2. Gaud R.S., Gupta G.D. "Practical Pharmaceutics", CBS Publisher & Distributors, PVT.LTD. Nova Deli, Primeira edição 2002, p.no 71-73

Requisitos: Material de vidro: Prato de porcelana, peneira n.º 8, peneira n.º 20, pilão de almofariz

Químico: Bicarbonato de sódio, ácido tartárico, ácido cítrico, etc.

Teoria: Os grânulos efervescentes são as formas de dosagem sólidas de medicamentos destinados a uso interno. Contêm um medicamento misturado com ácido cítrico, ácido tartárico e bicarbonato de sódio. Exemplos. Migraleve - diclofenac granulado efervescente. Alkafizz - antiácido efervescente Granulado

Os produtos efervescentes oferecem um sistema de administração único e vantajoso

- **Biodisponível** - facilmente absorvido pela corrente sanguínea
- **Múltiplas aplicações** - suplementos alimentares, nutracêuticos, ervas, produtos farmacêuticos

Portátil - os clientes podem levá-los para qualquer lado (aviões! campismo! bares! trabalho! casa!) e utilizá-los com qualquer fonte de água

1. Absorção melhor e mais rápida

Em água, refrigerantes e sumos de fruta, as pastilhas efervescentes produzem uma solução de sabor agradável. Isto deve-se aos ácidos orgânicos dos frutos contidos nas pastilhas. Nos comprimidos sólidos convencionais, os compostos dissolvem-se lentamente no estômago, o que frequentemente atrasa ou reduz a absorção. Com os comprimidos efervescentes dissolvidos num líquido, os ingredientes são absorvidos de forma rápida, completa e uniforme.

Fórmula:

Ingredientes	Qtd. dada
Bicarbonato de sódio	20..4 gm
Ácido tártaro	10,8 gm
Ácido cítrico	7,2 g m
Açúcar refinado	6.0gm
Citrato de ferro e amónio	2,15 gm

Procedimento:

1. Misturar os ingredientes por ordem crescente de peso
2. Colocar todo o pó no prato de porcelana quente num banho de água a ferver .
3. Pressionar com uma espátula até obter uma massa húmida e coerente

.4. passar a massa húmida pelo peneiro n.º 8 sobreposto a um peneiro n.º 20 e secar os grânulos.

5. O citrato de amónio e o ferro são finamente pulverizados e misturados com grânulos secos.
6. Transferir o grânulo para um frasco de boca larga. **Conservação:** Conservar em local fresco e protegido da luz. **Utilizações:** Antiácido

Resultado: Os grânulos efervescentes foram preparados e apresentados

EXPERIÊNCIA N.º 7

Objetivo: Preparar e apresentar a solução de Lugol (iodo aquoso).

Referências:1.Jain N.K., Sharma S.N. "A Text Book of Professional Pharmacy", Vallabh Prakshan, New Delhi, Fifth edition 2007, p.no 112-113

Requisitos: Material de vidro: copo, balão volumétrico, vareta de vidro, etc.

Produtos químicos: Iodeto de potássio e iodo, etc.

Teoria: Preparações líquidas homogéneas que contêm uma ou mais substâncias químicas dissolvidas, ou seja, molecularmente dispersas, num solvente adequado ou numa mistura de solventes mutuamente miscíveis. Vantagens

Os agentes terapêuticos podem ser facilmente administrados por via oral a indivíduos que têm dificuldade em engolir, por exemplo, doentes idosos e bebés.

O agente terapêutico é dissolvido na formulação e está, por conseguinte, imediatamente disponível para absorção. Desde que o fármaco não se precipite no trato gastrointestinal, a biodisponibilidade das soluções farmacêuticas é superior à das formas de dosagem sólida oral.

Fórmula:

Ingredientes	Qtd.dada
Iodo	5.0g
Iodeto de potássio	10.0 g
Água purificada	100,0 ml

Procedimento:

1. Dissolver o Iodeto de Potássio e o Iodo em 10 ml de água purificada.

2. Adicionar água suficiente para obter 100 ml.

Conservação: Conservar num recipiente bem fechado, deve ser resistente ao iodo.

Utilizações: Fonte de iodo **Dose:** 0,3 a 1,0 ml

Resultado: A solução de Lugol (iodo aquoso) foi preparada e apresentada

EXPERIÊNCIA N.º 8

Objeto: Preparar e apresentar a solução de sabão de Cresol.

Referências:1.Jain N.K., Sharma S.N. "ATexto Book of Professional Pharmacy", Vallabh Prakshan, Nova Deli, Quinta edição 2007, p.no .47-.48

2. Gaud R.S., Gupta G.D. "Practical Pharmaceutics", CBS Publisher & Distributors, PVT.LTD. New Delhi, Primeira edição 2002, p.no. 10-11

Requisitos: Material de vidro: copo, balão volumétrico, vareta de vidro, etc.

Produtos químicos: Cresol, óleo vegetal, hidróxido de potássio, etc.

Teoria: Definição: Preparações líquidas homogéneas que contêm uma ou mais substâncias químicas dissolvidas, ou seja, molecularmente dispersas, num solvente adequado ou numa mistura de solventes mutuamente miscíveis.

Vantagens:

Os agentes terapêuticos podem ser facilmente administrados por via oral a indivíduos que têm dificuldade em engolir, por exemplo, doentes idosos e bebés.

O agente terapêutico é dissolvido na formulação e está, por conseguinte, imediatamente disponível para absorção. Desde que o fármaco não se precipite no trato gastrointestinal, a biodisponibilidade das soluções farmacêuticas é superior à das formas de dosagem sólida oral.

O mascaramento gustativo de agentes terapêuticos amargos pode ser facilmente conseguido.

Mais fácil de engolir do que as formas de dosagem sólidas, que são particularmente aceitáveis para uso pediátrico e geriátrico.

Desvantagens:

As soluções farmacêuticas para administração oral são inadequadas para agentes terapêuticos que são quimicamente instáveis na presença de água.

A fraca solubilidade de certos agentes terapêuticos pode proibir a sua formulação sob a forma de soluções farmacêuticas.

Fórmula:

Ingredientes	Qtd.dada
Cresol	50ml
Óleo vegetal	18gm
Hidróxido de potássio	.4.2gm
Água purificada qs	100 ml

Procedimento:

1. Dissolver o hidróxido de potássio em 25 ml de água purificada.

2. Adicione o óleo vegetal e aqueça em banho-maria e misture bem.

3. Continuar a aquecer até que uma pequena porção se dissolva na água sem separação de gotas oleosas.

.4. Adicionar o cresol e misturar bem.

5. Adicionar água suficiente para obter o volume necessário.

Conservação: Conservar em frasco de boca estreita

Utilizações: Desinfetante

Resultado: A solução de sabão de cresol foi preparada e apresentada.

EXPERIÊNCIA N.º 9

Objeto: Preparar e apresentar o elixir de citrato de piperazina.

Referências :1.Mehta R.M. "Dispensing Pharmacy", Vallabh Prakashan, Nova Deli, Quarta edição 2012, p.no 68-69

2. Gaud R.S., Gupta G.D. "Practical Pharmaceutics", CBS Publisher & Distributors, PVT.LTD. New Delhi, First edition 2002, p.no 32-33

Requisitos: Material de vidro: copo, balão volumétrico, vareta de vidro, etc.

Químico:. Citrato de piperazina, álcool clorofórmio, etc.

Os elixires têm uma viscosidade mais baixa do que os xaropes e podem fluir mais livremente, uma vez que se utilizam muito menos agentes que aumentam a viscosidade, como a sacarose. Não existe uma diferença clara entre elixires e xaropes. Para que uma formulação seja chamada de elixir, ela deve ser hidroalcoólica e a quantidade de álcool pode variar muito. A glicerina e o xarope também podem ser utilizados na formulação. Isto aumenta a solubilidade do medicamento ou aumenta o sabor doce. O propilenoglicol também pode ser utilizado como solvente. Os elixires podem ser preparados mais facilmente do que os xaropes, pois contêm uma menor quantidade de ingredientes a dissolver.

Fórmula:

Ingredientes	Qtd. dada
Citrato de piperazina	18gm
Aguardente de clorofórmio	0,5 ml
Glicerina	10ml
Óleo de laranja	0,025 ml.
Xarope	50ml
Água purificada qs	100ml

Procedimento:

1. Dissolver o citrato de piperazina na quantidade necessária de água purificada.

2. Adicionar gradualmente o óleo de laranja, a glicerina, o xarope e a essência de clorofórmio e misturar.

3. Adicionar água purificada suficiente para produzir 100 ml

Dose: Para vermes da rosca - 0,4 a 5 ml por dia em doses divididas.

Conservação: Conservar em recipiente bem fechado, ao abrigo da luz.

Utilizações: Expetorante

Resultado: O elixir de citrato de piperazina foi preparado e apresentado.

EXPERIÊNCIA Nº 10

Objeto: Preparar e apresentar o Elixir de Paracetamol.

Referências : 1. Mehta R.M. "Dispensing Pharmacy", Vallabh Prakashan, Nova Deli, Quarta edição 2012, p.no 119-120

Requisitos: Material de vidro: copo, balão volumétrico, pipeta, etc.

Químico:. paracetamol, propilenoglicol, etenol (96%), etc.

Os elixires têm uma viscosidade mais baixa do que os xaropes e podem fluir mais livremente, uma vez que se utilizam muito menos agentes que aumentam a viscosidade, como a sacarose. Não existe uma diferença clara entre elixires e xaropes. Para que uma formulação seja chamada de elixir, ela deve ser hidroalcoólica e a quantidade de álcool pode variar muito. A glicerina e o xarope também podem ser utilizados na formulação. Isto aumenta a solubilidade do medicamento ou aumenta o sabor doce. Os elixires podem ser preparados mais facilmente do que os xaropes, uma vez que contêm uma menor quantidade de ingredientes que devem ser dissolvidos.

Fórmula:

Ingredientes	Qtd. Dado
paracetamol	2..4 gm
Propilenoglicol	10 ml
Etenol(96%)	10 ml
Conc. Sumo de framboesa	2,5 ml
Aguardente de clorofórmio	2,0 ml
Inverter o xarope	27,5 ml
Solução de amaranto	0,2 ml
Glicerina	100 ml

Procedimento:

1. Misturar etanol, propilenoglicol e clorofórmio e fazer uma mistura.
2. Dissolver o paracetamol e agitar.
3. Diluir o sumo de framboesa com xarope invertido.
4. adicionar a solução diluída de sumo de framboesa à mistura de paracetamol.
5. Adicionar a solução de amaranto e agitar.
6. Adicionar uma quantidade de glicerina suficiente para obter 100 ml.

Dose: 5 a 10 ml de acordo com a idade do doente. O elixir de paracetamol deve ser diluído.

Conservação: Conservar em recipiente bem fechado, ao abrigo da luz.

Usos: Analgésico e antipirético

Resultado: O Elixir de Paracetamol foi preparado e apresentado.

EXPERIÊNCIA N.º 11

Objeto: Preparar e apresentar a tinta de iodo (tinta mandls).

Referências : 1. Mehta R.M. "Dispensing Pharmacy", Vallabh Prakashan, Nova Deli, Quarta edição 2012, p.no.88-89

2. Gaud R.S., Gupta G.D. "Practical Pharmaceutics", CBS Publisher & Distributors, PVT.LTD. Nova Deli, Primeira edição 2002, p.no 60-61

Requisitos: Material de vidro: copo, balão volumétrico, almofariz, pilão, etc.
Químico:. Iodeto de potássio, iodo, óleo de hortelã-pimenta, etc.
Teoria: Tinta de iodo composto (Tinta de Mandl) - usada para faringite ou amigdalite. A tinta de iodo para a garganta foi concebida para matar os germes. Pode ser utilizada em dores de garganta e úlceras para as aliviarA tinta para a garganta é uma formulação viscosa anti-séptica e calmante aplicada na garganta utilizando uma compressa de algodão esterilizada.

Fórmula:

Ingredientes	Qtd.dada
Iodeto de potássio	2.5g
Iodo	1.25g
Etenol	.4.0ml
Óleo de hortelã-pimenta	0...4 ml
Água Purificada	2,5 ml
Glicerina q.s.p.	100 ml

Procedimento:

1. Dissolver o iodeto de potássio e o iodo em água purificada num almofariz de vidro e num pilão.

2. Adicionar uma pequena porção de glicerina.

3. Adicionar o óleo de hortelã-pimenta dissolvido em etanol e misturar.

4. Adicionar glicerina suficiente para obter 100 ml.

Armazenamento: Armazenar num recipiente hermético.

Utilizações: Tinta anti-séptica para a garganta.

Resultado: A tinta de iodo (tinta mandls) foi preparada e apresentada.

EXPERIÊNCIA N.º 12

Objetivo: Preparar e apresentar gargarejos de clorato de potássio.

Referências:1.Jain N.K., Sharma S.N. "A Text Book of Professional Pharmacy", Vallabh Prakshan, New Delhi, Fifth edition 2007, p.no.2.4-26

2. Gaud R.S., Gupta G.D. "Practical Pharmaceutics", CBS Publisher & Distributors, PVT.LTD. New Delhi, Primeira edição 2002, p.no.16-17

Requisitos: Material de vidro: copo, balão volumétrico, almofariz, pilão, etc.

Química:. Clorato de potássio Azul patenteado V, liquefeito, etc.

Teoria: Os gargarejos são soluções aquosas utilizadas para prevenir ou tratar infecções da garganta. Normalmente, estão disponíveis na forma concentrada, com instruções para serem diluídas com água morna antes da utilização. Exemplos Betadine - gargarejos de iodopovidona Wokadine - gargarejos germicidas O gargarejo é um meio eficaz de tratar a membrana mucosa da faringe e das amígdalas. A quantidade de líquido introduzida na boca de cada vez deve ser aproximadamente a que daria para duas deglutições para o indivíduo, e deve ser utilizado meio copo cheio de gargarejos sedativos ou de limpeza de cada vez. Engolir uma vez com a boca aberta e depois expelir lentamente a respiração através do líquido durante cerca de meio minuto, mantendo a boca aberta.

Fórmula:

Ingredientes	Quantidade indicada (por 100 ml)
Clorato de potássio	3,0 gm
Azul patenteado V	0,0009 gm
Fenol liquefeito	1,5 ml
Água purificada suficiente para produzir	100 ml

Procedimento:

1. Dissolver o clorato de potássio em água morna.

2. Arrefecer e adicionar o fenol liquefeito.

3. Adicionar o filtro da solução de corante e perfazer o volume.

.4. Transferir para um recipiente com rótulo de cortiça e dispensar.

Armazenamento: Conservar em recipiente bem fechado

Utilizações: Adstringente

Resultado: O gargarejo de clorato de potássio foi preparado e apresentado.

EXPERIÊNCIA N.º 13

Objetivo: Preparar e apresentar o colutório de iodo.

Referências : 1. Mehta R.M. "Dispensing Pharmacy", Vallabh Prakashan , Nova Deli , Quarta edição 2012, p.no 11-12

2. Gaud R.S., Gupta G.D. "Practical Pharmaceutics", CBS Publisher & Distributors, PVT.LTD. New Delhi, First edition 2002, p.no 71-72

Requisitos: Material de vidro: copo, balão volumétrico, almofariz, pilão, etc.

Química:... Iodeto de Potássio Iodeto de Iodo Álcool 50%

Teoria: Alguns fabricantes de **elixires bucais** afirmam que os elixires bucais anti-sépticos e anti-placa matam a placa bacteriana que causa cáries, gengivite e mau hálito. Os ingredientes activos que podem ser utilizados em colutórios terapêuticos incluem:

- cloreto de cetilpiridínio;
- clorexidina;
- óleos essenciais;
- fluoreto;
- peróxido.

- Existem dois tipos principais de elixir bucal: cosmético e terapêutico.
- Os colutórios terapêuticos estão disponíveis tanto sem receita médica como com receita médica, dependendo da formulação.
- Existem elixires terapêuticos que ajudam a reduzir ou controlar a placa bacteriana, a gengivite, o mau hálito e a cárie dentária.

- As crianças com menos de 6 anos de idade não devem utilizar elixir bucal, exceto se forem aconselhadas por um dentista, porque podem engolir grandes quantidades de líquido inadvertidamente.

Fórmula:

S.n.	Nome dos ingredientes	Qtd. dada
1	Iodo	20gm
2	Iodeto de potássio	25 gm
3	Álcool 50%	1000 ml

Procedimento:

1. O iodeto de potássio e o iodo dissolvem-se em álcool a 50% e adiciona-se mais álcool para obter uma quantidade suficiente.
2. Nesta formulação, o Iodeto de Potássio é utilizado para facilitar a solução de iodo em álcool a 50%.
3. O álcool a 50% é um solvente e um veículo que também tem uma ação conservante. O iodo é anti-sético.

Armazenamento: Conservar em recipiente bem fechado.

Utilizações: Anti-sético

Resultado: O colutório com iodo foi preparado e apresentado

EXPERIÊNCIA N.º 14

Objeto: Preparar e apresentar o linimento de terebintina.

Referências: 1.Jain N.K., Sharma S.N. "ALivro de texto of Professional Pharmacy", Vallabh Prakshan , New Delhi , Fifth edition 2007, p.no. 28-29

2. Gaud R.S., Gupta G.D. "Practical Pharmaceutics", CBS Publisher & Distributors, PVT.LTD. Nova Deli, Primeira edição 2002, p.no 35-36

Requisitos: Material de vidro: copo, balão volumétrico, almofariz, pilão, etc.
Química:. . Sabão suave, cânfora, óleo de terebintina, etc.

Teoria: Os linimentos são as preparações líquidas e semi-líquidas destinadas a serem aplicadas na pele por fricção ou fricção da pele. Os linimentos podem ser soluções ou emulsões alcoólicas ou oleosas. O linimento (líquido ou pomada) - forma de dosagem para uso externo, é um líquido gordo ou uma massa gelatinosa, que derrete à temperatura do corpo.

Ampla aplicação de linimentos na prática médica devido às suas vantagens:
1. As substâncias medicinais do linimento são bem absorvidas pela pele e têm uma elevada biodisponibilidade.

2. Em comparação com as pomadas, os linimentos aplicam-se melhor na pele, deixando menos vestígios na pele e no vestuário do doente. Entre as deficiências desta forma de dosagem, deve salientar-se a baixa estabilidade de várias formulações, o inconveniente do transporte.

Fórmula:

Ingredientes	Qtd . dado
Sabão suave	9gm
Cânfora	5gm
Óleo de terebintina	65ml
Água purificada qs	100ml

Procedimento:

1. Misturar o sabão suave com uma pequena quantidade de água purificada (10 ml).

2. Fazer uma solução de cânfora em óleo de terebintina fresco rectificado.

3. Adicionar gradualmente a solução de cânfora à mistura de sabão, por trituração, até se formar uma emulsão cremosa e espessa.

.4. Adicionar uma quantidade suficiente de água purificada para perfazer o volume e misturar.

Conservação: Conservar num recipiente bem fechado e protegido da luz.

Utilizações: contra-irritante e rubefaciente.

Resultado: O linimento de terebintina foi preparado e apresentado

EXPERIÊNCIA N.º 15

Objeto: Preparar e apresentar emulsão de parafina líquida.

Referências: 1.Jain N.K., Sharma S.N. "A Livro de texto of Professional Pharmacy", Vallabh Prakshan , New Delhi , Fifth edition 2007, p.no 39-.40

2. Mehta R.M. "Dispensing Pharmacy", Vallabh Prakashan , New Delhi , Fourth edition 2012, p.no.71-72

Requisitos: Material de vidro: copo, balão volumétrico, almofariz, pilão, etc.
Produtos químicos: Parafina líquida, Tragacanto em pó, etc.
Teoria: EMULSÕES:

Uma emulsão é essencialmente uma preparação líquida que contém uma mistura de óleo e água que é tornada homogénea pela adição de um agente emulsionante. O agente emulsionante assegura que a fase oleosa é finamente dispersa na água sob a forma de glóbulos minúsculos (Figura .4.1). Este tipo de emulsão é designado por emulsão "óleo em água". A fase oleosa (fase dispersa) é dispersa através da fase aquosa (fase contínua). Geralmente, todas as emulsões de dose oral tendem a ser óleo em água, uma vez que a fase oleosa é normalmente menos agradável de tomar e mais difícil de aromatizar. Podem formar-se emulsões "água-em-óleo", mas estas tendem a ser utilizadas para fins externos.

Vantagens

Os óleos não palatáveis podem ser administrados sob forma palatável.
Os medicamentos solúveis em óleo não palatáveis podem ser administrados numa forma palatável. A fase aquosa é facilmente aromatizada.
A sensação de oleosidade é facilmente removida

Desvantagens:

A preparação deve ser bem agitada antes de ser utilizada. É necessário um dispositivo de medição para a administração.
É necessário um certo grau de precisão técnica para medir uma dose.

Fórmula:

Ingredientes	Qtd. dada
Parafina líquida	50ml
Pastilha elástica indiana em pó	12,5 g
Tragacanto em pó	0,5 g
Benzoato de sódio	0,5 g
Vanilina	0,05gm
Glicerina	12,5 ml
Clorofórmio	0,25 ml
Água purificada	100ml

Procedimento:

1. Triturar a quantidade pesada de parafina líquida e clorofórmio com a goma da Índia, o tragacanto e a vanilina num almofariz e pilão.
2. Adicionar 25 ml de água purificada e triturar até formar uma emulsão cremosa.
3. Dissolver o benzoato de sódio numa pequena quantidade de água purificada.

4. Adicionar glicerina e solução de benzoato de sódio com trituração contínua.

5. Adicionar água suficiente para produzir 100 ml de emulsão

Dose: 8 a 30 ml

Armazenamento: A emulsão deve ser mantida a uma temperatura não superior a 20 C. Não se deve permitir que congele.

Utilizações: Laxante

Resultado: A emulsão de parafina líquida foi preparada e submetida

EXPERIÊNCIA N.º 16

Objeto: Preparar e apresentar loção de calamina I.P.

Referências: 1.JainN.K., Sharma S.N. "A Text Book of Professional Pharmacy", Vallabh Prakshan , Nova Deli , Quinta edição 2007, p.no 92-93

2. Mehta R.M. "Dispensing Pharmacy", Vallabh Prakashan , New Delhi , Fourth edition 2012, p.no. 62-63

Requisitos: Material de vidro:Béquer, balão volumétrico, almofariz, pilão, etc.
Química : Calamina, óxido de zinco, fenol liquefeito, etc.

Teoria: As loções são preparações semi-sólidas destinadas a aplicações externas sem fricção. Trata-se de preparações semi-sólidas ou líquidas. São aplicadas diretamente sobre a pele com a ajuda de alguns materiais absorventes, como o algodão ou a gaze embebidos. As loções podem ser utilizadas para acções locais como arrefecimento, calmante ou proteção. São geralmente prescritas para ação anti-séptica. São aplicadas sobre a pele não ferida sem fricção.

Fórmula:

Ingredientes	Qtd.dada
Calamina	15gm
Óxido de zinco	5gm
Bentonite	3gm
Citrato de sódio	0,5 ml
Fenol liquefeito	0,5 ml
Glicerina	5ml
Água de rosas qs	100ml

Procedimento:

1. Preparar uma solução de citrato de sódio em 70 ml de água de rosas.
2. Triturar a calamina, o óxido de zinco e a bentonite com uma solução de citrato.
3. Adicionar o fenol liquefeito e misturar.
4. adicionar glicerina e água de rosas suficiente para produzir 100ml.

Armazenamento: Conservar num recipiente bem fechado

Utilizações: Proteção

Resultado: A loção de calamina I.P foi preparada e apresentada

EXPERIÊNCIA N.º 17

Objeto: Preparar e apresentar a pomada de enxofre.

Referências:

1. JainN.K., Sharma S.N. "A Text Book of Professional Pharmacy", Vallabh Prakshan , Nova Deli , Quinta edição 2007, p.no.86-87
2. Mehta R.M. "Dispensing Pharmacy", Vallabh Prakashan , New Delhi , Fourth edition 2012, p.no.106-107

Requisitos: Material de vidro:Béquer, balão volumétrico, almofariz, pilão, etc.

Químico : Enxofre precipitado, pomada simples, etc.

Teoria:

Preparação semi-sólida que contém geralmente substâncias medicamentosas e que se destina a ser aplicada no exterior. As bases de pomadas utilizadas como veículos dividem-se em quatro categorias gerais:

1)as bases de hidrocarbonetos (bases de pomadas oleaginosas) mantêm os medicamentos em contacto prolongado com a pele, actuam como pensos oclusivos e são utilizadas principalmente para efeitos emolientes

2)as bases de absorção permitem emulsões em óleo que permitem a incorporação de quantidades adicionais de soluções aquosas; estas bases permitem uma melhor absorção de alguns medicamentos e são úteis como emolientes

3)emulsões aquosas contendo petrolato, lanolina anidra ou ceras; podem ser lavadas da pele com água e são, portanto, mais aceitáveis por razões cosméticas favorecem a absorção de descargas serosas em situações dermatológicas.

Fórmula:

Ingredientes	Qtd.dada
Enxofre precipitado	1.0gm
Pomada simples	9.0gm

Procedimento:

1. Triturar o enxofre precipitado com uma porção da pomada simples até obter uma pasta homogénea.

2. Adicionar gradualmente o restante da pomada simples e misturar bem até obter uma massa homogénea.

Armazenamento: Conservar em recipiente bem fechado e protegido da luz.

Utilizações : Sarna

Resultado: **A** pomada de enxofre foi preparada e apresentada

EXPERIÊNCIA Nº 18

Objeto: Preparar e apresentar supositórios de óxido de zinco.

Referências:1.Jain N.K., Sharma S.N. "A Text Book of Professional Pharmacy", Vallabh Prakshan , Nova Deli , Quinta edição 2007, p.no.112-113

2. Mehta R.M. "Dispensing Pharmacy", Vallabh Prakashan , New Delhi , Fourth edition 2012, p.no.101-102

Requisitos: Material de vidro:Béquer, balão volumétrico, almofariz, pilão, etc.
Química : Óxido de zinco, óleo de Theobroma, etc.
Teoria: Um **supositório** é um sistema de administração de medicamentos que é inserido no reto (supositório rectal), na vagina (supositório vaginal) ou na uretra (supositório uretral), onde se dissolve ou derrete e é absorvido pela corrente sanguínea. São utilizados para administrar medicamentos de ação sistémica e local.
Exemplos: Dulcolax - Bisacodilo supositório. As bases supositórias podem ser convenientemente classificadas de acordo com a sua composição e propriedades físicas:

- Bases oleaginosas (gordas)
- Base solúvel em água ou miscível

- **Fórmula:**

Ingredientes	Qtd.dada
Óxido de zinco	200 mg
Óleo de Theobroma	q.s.

Procedimento:

1. Derreter a quantidade calculada de óleo de teobroma num recipiente sobre um banho de água.

2. Adicionar óxido de zinco e misturar bem.

3. Deitar esta massa derretida nas cavidades do molde já lubrificado e mantido em gelo

4. Encher seis supositórios até transbordar

5. Permitir a solidificação da massa.

6. Após cerca de 5 a 10 minutos, quando a massa estiver solidificada, cortar o excesso de massa com a ajuda de uma lâmina ou faca afiada.

7. Abrir o molde e retirar os supositórios .

8. Se houver lubrificante, limpe-o com papel de filtro ou um pano limpo.

9. Embrulhar os supositórios individualmente em papel de cera e depois embalá-los em caixas de cartão com divisórias.

Armazenamento: Conservar em recipiente bem fechado, protegido da humidade e da temperatura, em local fresco.

Utilizações: Antibacteriano e antifúngico

Resultado: Os supositórios de óxido de zinco foram preparados e apresentados

LIVROS RECOMENDADOS: (ÚLTIMAS EDIÇÕES)

1.H.C. Ansel et al., Pharmaceutical Dosage Form and Drug Delivery System, Lippincott Williams and Walkins, Nova Deli.

2. Carter S.J., Cooper and Gunn's-Dispensing for Pharmaceutical Students, CBS publishers, New Delhi.

3. M.E. Aulton, Pharmaceutics, The Science& Dosage Form Design, Churchill Livingstone, Edinburgh.

4. Farmacopeia indiana.
5. Farmacopeia britânica.

6. Lachmann. Theory and Practice of Industrial Pharmacy, Lea& Febiger Publisher, The University of Michigan.

7. Alfonso R. Gennaro Remington. The Science and Practice of Pharmacy, LippincottWilliams, New Delhi.

8. Carter S.J., Cooper and Gunn's. Tutorial Pharmacy, CBS Publications, New Delhi.

9. E.A. Rawlins, Bentley's Text Book of Pharmaceutics, Língua Inglesa Sociedade do Livro, Elsevier Health Sciences, EUA.

10. Isaac Ghebre Sellassie: Pharmaceutical Pelletization Technology, Marcel Dekker, INC, Nova Iorque.

11. Dilip M. Parikh: Handbook of Pharmaceutical Granulation Technology, Marcel Dekker, INC, Nova Iorque.

12. Francoise Nieloud e Gilberte Marti-Mestres: Pharmaceutical Emulsions and Suspensions, Marcel Dekker, INC, Nova Iorque

SOBRE OS AUTORES

Sr. Shivam Soni

B.Pharm, M.Pharm

Professor Assistente

Faculdade de Educação e Investigação Farmacêutica BM, Indore

Madhya Pradesh, Índia

Rashmi Mishra *B.Pharm, M.Pharm Professora Adjunta*

Instituto de Farmácia Kewal shree, Indore

Madhya Pradesh, Índia

Sonam Thakur *B.Pharm, M.Pharm Professora auxiliar*

Instituto de Farmácia Kewal shree, Indore

Madhya Pradesh, Índia

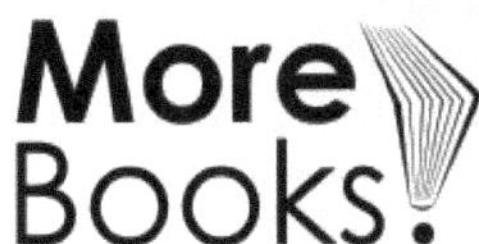

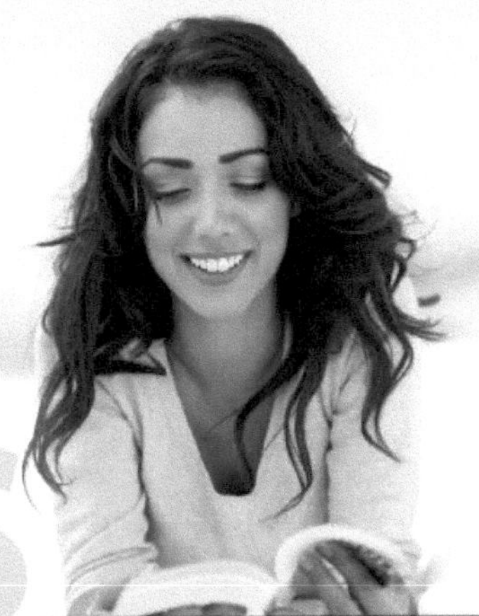

yes

I want morebooks!

Buy your books fast and straightforward online - at one of world's fastest growing online book stores! Environmentally sound due to Print-on-Demand technologies.

Buy your books online at
www.morebooks.shop

Compre os seus livros mais rápido e diretamente na internet, em uma das livrarias on-line com o maior crescimento no mundo! Produção que protege o meio ambiente através das tecnologias de impressão sob demanda.

Compre os seus livros on-line em
www.morebooks.shop

info@omniscriptum.com
www.omniscriptum.com

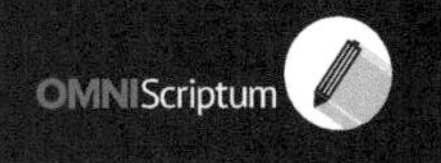

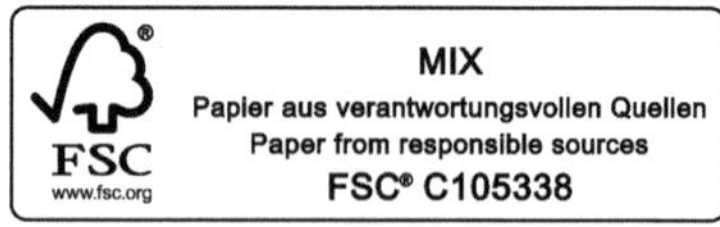

Printed by Books on Demand GmbH, Norderstedt / Germany